AF298556

CONSEILS

SUR

LES SOINS A DONNER

PENDANT LA PREMIÈRE ENFANCE

Par le Dr Charles DEMANGE

Professeur à l'École de Médecine de Nancy, Chef du Jury médical de la Société
de Prévoyance, etc.

2me ÉDITION

SAINT-DIÉ

IMPRIMERIE HUMBERT.

1895

CONSEILS

SUR

LES SOINS A DONNER

PENDANT LA PREMIÈRE ENFANCE

Par le Dr Charles DEMANGE

Professeur à l'École de Médecine de Nancy, Chef du Jury médical de la Société
de Prévoyance, etc.

2me ÉDITION

SAINT-DIÉ

IMPRIMERIE HUMBERT.

1895

CONSEILS

SUR

LES SOINS A DONNER

PENDANT LA PREMIÈRE ENFANCE

Je n'ai pas l'intention de faire un traité d'érudition sur cette matière. Je ne soulèverai aucune discussion sur les théories présentées par les savants; je me bornerai à indiquer des conseils pratiques adoptés par les hygiénistes et par les auteurs qui ont fait de cette époque de la vie une étude spéciale (1).

Ce travail comprendra les soins à donner :

1º Au *nouveau-né*, à sa naissance et pendant les sept premiers jours de sa vie (1re ÉPOQUE).

2º A la première enfance, de sept jours à dix-huit mois ou deux ans (2e ÉPOQUE).

PREMIÈRE ÉPOQUE

En sortant du sein de sa mère, l'enfant se trouve placé dans un milieu qui doit faire subir à ses fonctions des modifications importantes. Il est indispensable de préciser ce milieu et ces fonctions.

1º La surface de la peau et les organes des sens

____

(1) J'ai consulté avec fruit les ouvrages de MM. Londe, Michel-Lévy, A. Becquerel, Donné, G. Déclat, Henry Roger, etc.

(*la vue*, *l'odorat*, *l'ouïe*, *le goût*, *la sensibilité générale*), sont soumis à l'action de l'air atmosphérique,
qui peut jouer à leur égard le rôle d'agent irritant;

2º La respiration s'établit, la membrane pulmonaire
est en contact avec l'air, les gaz et les poussières qu'il
renferme;

3º La chaleur de l'enfant est une conséquence naturelle de sa respiration;

4º Les voies digestives reçoivent un nouvel agent,
le lait.

De l'application mal comprise de ces agents utiles,
peuvent naître des accidents graves qui compromettent la vie de l'enfant, et que l'on pourra éviter au
moins en grande partie, en se conformant aux pres-
criptions qui vont suivre.

Soins à donner après la naissance.

La chambre où naît l'enfant doit être chaude.

Dès que l'enfant est séparé de la mère (*les soins
antérieurs appartiennent à l'accouchement; ils sont du
ressort du médecin ou de la sage-femme*), on l'enveloppe dans des linges souples et chauds, on frotte la
tête avec de l'huile douce, on l'essuie, on la sèche
avec un linge chaud, et on la recouvre d'un bonnet
de toile fine.

Ensuite on enduit le corps d'huile douce pour dis-
soudre la graisse attachée à la peau et on plonge l'enfant dans un bain tiède de 25 à 30 degrés, en ayant
soin de préserver de l'eau la bouche, les narines et
les oreilles.

On frotte légèrement l'enfant quand il est dans le

bain, et après quelques minutes de séjour on le lave avec une éponge fine et on l'essuie avec des linges chauds.

Toilette.

On procède alors à la toilette de l'enfant de la manière suivante :

On place l'enfant sur un oreiller et on introduit le nombril dans le centre troué d'une petite compresse en vieille toile fine imbibée d'huile; on l'enveloppe soigneusement, on le couche sur le côté gauche du ventre et on applique une large bande, modérément serrée, afin de ne pas gêner le jeu des poumons. On couvre la tête d'un béguin en toile fine et d'un bonnet d'une autre étoffe; en hiver on peut ajouter une coiffe en flanelle, on recouvre les jointures avec du lycopode, de la fécule ou de la poudre de riz.

Les pièces d'habillement se composent d'une chemise-brassière en toile fine et usée, d'une brassière en laine, que l'on place l'une dans l'autre pour y introduire les bras avec précaution; d'un petit fichu en mousseline pour le cou; d'une couche en toile fine ayant servi; d'un lange en toile piquée, d'un lange en laine. L'enfant est emmailloté dans ces trois dernières pièces successivement, ayant les jambes étendues. Il doit avoir les bras libres.

On termine souvent le maillot par une large bande en toile; cette pièce donne de la solidité au maillot, mais elle doit être très modérément serrée, de façon à ne pas nuire à la respiration.

Quelques personnes se servent avec avantage d'un petit appareil très commode, appelé *porte-enfant*. Il se compose d'un matelas garni de crin, très souple, long de soixante-dix centimètres, large de trente et épais de six à dix; à l'une des extrémités et dans toute sa largeur, se trouve cousue une bande en toile de vingt à trente centimètres de longueur, destinée à être repliée sur les jambes de l'enfant. Sur les deux côtés du matelas et dans la moitié inférieure sont aussi attachées deux larges bandes en toilé, munies de rubans que l'on noue sur la première pièce. On ne se servira jamais d'épingles, tout autre lien est préférable.

Pendant les chaleurs de l'été, l'enfant peut être placé dans ce petit appareil, n'ayant d'autre enveloppe que les langes qui le recouvrent habituellement.

Après ces premiers soins on doit placer l'enfant dans son lit.

Sous aucun prétexte on ne doit coucher l'enfant près de sa mère ou de la nourrice. La mère a besoin de sommeil, la présence de l'enfant l'empêchera de s'y abandonner; si elle s'endort, elle peut étouffer son enfant sans le savoir, les exemples n'en sont pas rares.

L'enfant doit dormir dans son berceau et non sur les genoux de la mère; il faut même l'habituer à y être placé tout éveillé et à s'y endormir à des heures régulières.

Le lit de l'enfant doit être à claire voie, composé d'une paillasse modérément remplie, et dont la paille doit être renouvelée souvent. Les rideaux qui le recouvrent doivent laisser pénétrer l'air et intercepter la lumière. L'enfant sera placé sur le côté, afin de laisser échapper de la bouche les mucosités qui se dégageraient mal s'il était couché sur le dos. Il faut éviter de le placer de manière à ce qu'il ait la lumière de côté, ce qui pourrait lui fatiguer inutilement les yeux. Il est bon qu'il n'y ait ni fumée ni poussière dans la chambre où est couché l'enfant.

Pendant les saisons froides on met une boule remplie d'eau chaude au pied du lit.

On ne devra jamais bercer l'enfant à aucune époque de sa vie; cet usage dispose aux congestions cérébrales et aux convulsions.

Sortie de l'enfant.

Pour terminer ce qui est relatif à l'influence de l'air et de la chaleur, j'ajoute un mot sur les sorties de l'enfant dans la première semaine.

La loi exige la présentation de l'enfant à la Mairie dans les quarante-huit heures qui suivent sa naissance; il est impossible de ne pas s'y conformer. Cependant le certificat du médecin constatant la naissance avant terme d'un enfant, ou une grande faiblesse pendant une saison froide, peut ajourner la présentation. Dans tous les autres cas, sauf les températures extrêmes, on fera bien de sortir l'enfant le deuxième ou le troisième jour, en prenant toutefois les précautions d'éviter l'action de l'air et de la lumière sur les yeux.

Propreté.

L'enfant doit être entouré des plus grands soins de propreté. Sa toilette doit être faite complètement matin et soir, et plus souvent, s'il y a lieu. Jamais l'enfant ne doit séjourner dans ses excrétions. Il sera lavé à l'eau tiède et même baigné. L'eau destinée à ce bain sera de 25 à 30 degrés, placée dans un petit cuveau ou une cuvette appropriés à cet usage. L'enfant enveloppé d'une flanelle sera plongé dans le liquide, en ayant soin de soutenir la tête au-dessus du niveau; on le laisse séjourner dix minutes environ, on le retire en le plaçant dans un linge chauffé avec lequel on l'essuie légèrement, puis on le met dans un lange de flanelle et dans son lit où souvent il s'endort, ou bien on l'emmaillote, on lui donne à boire et on le couche. Il est prudent de ne jamais faire la toilette ou donner le bain après le repas, les secousses que l'enfant subit le font quelquefois vomir. Il y a de l'avantage à baigner l'enfant tous les jours; il s'y habitue et prend son bain avec plaisir. En été, l'heure du bain est indifférente; en hiver, on fera mieux de choisir le soir après les sorties.

Les bains seront suspendus depuis le jour de la chûte du cordon jusqu'à la cicatrisation complète de la petite plaie, à moins d'une indication particulière du médecin.

Alimentation.

Toutes les mères devraient se bien pénétrer de cette vérité : *Le lait est la seule nourriture de l'enfant.* Et cependant combien ne voit-on pas d'infractions à cette loi, naturelle s'il en fut jamais; mais aussi combien ne voit-on pas périr d'enfants par suite de ces infractions. L'ignorance et la routine ont toujours éloigné la science et le bon sens du berceau des enfants; les conseils de la *bonne femme* ont toujours prévalu sur ceux du médecin. Espérons qu'un jour la vérité l'emportera.

Le lait renferme tous les éléments nécessaires à la nutrition de l'enfant, et ces éléments y sont naturellement placés dans des proportions suffisantes pour opérer la formation de tous les organes. Le lait est, pour ainsi dire, le sang de la mère qui passe à l'enfant sous une forme différente et appropriée à la délicatesse des instruments de la digestion. Donner un autre aliment, c'est enlever un ou plusieurs des principes essentiels à la vie, ou en introduire d'inutiles et même de nuisibles.

L'alimentation de l'enfant doit donc être exclusivement composée de lait : étudions l'allaitement.

Avant la naissance de l'enfant on doit choisir le mode d'allaitement que l'on voudra mettre en usage.

L'allaitement peut se faire : *naturellement* par la mère ou par une nourrice, *artificiellement* par les chèvres ou par le biberon.

Allaitement par la Mère.

C'est sans contredit la condition la plus naturelle : le lait de la mère est, par sa légèreté, en rapport avec la délicatesse des organes de l'enfant. Il s'enrichira à mesure des besoins.

La mère doit toujours nourrir son enfant, c'est son devoir, c'est un bonheur pour elle ; mais pourra-t-elle toujours accomplir ce devoir ? Des conditions de santé, de caractère, ou des circonstances sociales peuvent y mettre obstacle.

La santé doit être appréciée par le médecin, nous ne saurions donner de conseils sur ce point.

La mère qui veut nourrir doit s'attendre à de nombreuses petites contrariétés ; il lui faut une tendre sollicitude pour veiller à tous les besoins, mais de la fermeté de caractère qui la trouve impassible aux cris de l'enfant, et aussi un peu de courage pour supporter les douleurs souvent pénibles des premiers jours de l'allaitement.

La mère peut donner le sein une heure ou deux après la naissance ; la succion de l'enfant facilite la montée du lait et produit une action sympathique sur la matrice qui se contracte, expulse le sang qu'elle renferme et met à l'abri des hémorrhagies consécutives à l'accouchement.

Si l'enfant est fort, il tettera facilement ; s'il est faible ou que le mamelon se forme difficilement, on se sert d'une *pompe-ventouse* qui fait allonger le mamelon, et la succion s'opère alors sans difficulté. Il est quelquefois nécessaire de recommencer cette petite opération pendant plusieurs jours.

L'enfant tettera environ toutes les deux ou trois heures ; la mère aura soin de lotionner le mamelon avec de l'eau tiède chaque fois qu'elle le présentera à l'enfant. L'enfant qui boit facilement fait cinq à six succions de suite, on doit entendre le mouvement de la déglutition du lait, puis il s'arrête et reprend après quelques minutes de repos.

Quand l'enfant a bu, on doit le remettre dans son lit ; jamais il ne doit rester près de sa mère. Le dernier repas du soir, vers dix heures, sera donné un peu plus abondant. Pendant la nuit la mère a besoin de sommeil ; elle doit régler de bonne heure les repas de son enfant ; quelques femmes se font un devoir exagéré de leur mission de nourrice, elles se fatiguent inutilement à donner le sein et leur santé en souffre, il y a abus. Quelques cuillerées de lait mêlé d'eau très peu sucrée peuvent être données avec avantage. D'ailleurs, il ne faut pas craindre de laisser pleurer l'enfant ; plus on l'écoutera, plus il sera exigeant et tout le monde en souffrira, lui le premier. Si l'enfant est atteint d'une hernie congénitale, on lui applique un bandage et il peut crier tout à son aise.

Si l'enfant est faible et tette difficilement, on fait jaillir quelques gouttes de lait dans sa bouche, en allongeant le mamelon, et la succion se fait alors plus facilement. J'ai vu des enfants qui ne prennent réellement bien le sein que vers le sixième jour ; il faut de la patience et on réussit ; on leur offre le sein, s'ils n'en veulent pas on leur donne un peu de lait, puis on attend quatre heures environ pour que le besoin les presse.

Certains enfants naissent avec le *filet* ; s'il y a impossibilité absolue de téter, il faut opérer ; mais souvent il n'est pas un obstacle ; il y a de l'avantage à retarder cette petite opération.

Assez souvent le mamelon se couvre de crevasses ; elles sont une cause de grandes douleurs ; on peut diminuer celles-ci en employant un bout de sein artificiel pendant quelques jours ; mais quelquefois elles donnent lieu à de petits abcès superficiels qui obligent à cesser l'allaitement, au moins du côté où ils se présentent. S'il y en a aux deux seins il faut renoncer à nourrir. Le lait s'altère, il renferme du sang ou du pus, et l'enfant en souffrirait. Les pommades recommandées contre les crevasses sont inutiles.

Dans les vingt-quatre heures qui suivent la naissance, l'enfant rend des selles d'un vert foncé (méconium), ensuite elles deviennent jaunes, renfermant des grumeaux de lait caillé non digéré. Les selles sont au nombre de trois à quatre par jour ; plus tard elles ne se font plus que deux fois et même une fois si la digestion est bien régulière ; si elle se fait mal, il y a de la diarrhée souvent mêlée de jaune et d'une matière verte ; c'est la bile non mélangée ; cela n'est pas grave mais cela demande à être observé. Les vomissements des enfants après avoir bu ne sont pas un signe de maladie, à moins cependant qu'ils ne soient trop fréquents et accompagnés d'autres malaises.

Quelquefois à la suite de ces dérangements du tube digestif, se développent le *muguet,* contre lequel des soins même bien dirigés sont quelquefois impuissants ou *une éruption* de taches rouges ou de petits boutons aux fesses.

Allaitement par une nourrice.

Le choix d'une nourrice demande tant de précautions que nous renonçons à les énumérer. Il est du reste des recherches indispensables, touchant les affections transmissibles de la nourrice à l'enfant, que le médecin seul peut faire avec fruit, et qu'il est impossible de confier aux parents même les plus intelligents.

Il y a deux sortes de nourrices ; les unes sont introduites dans les familles, les autres prennent l'enfant chez elles. Examinons la nature de ces deux modes d'allaitement.

Si la nourrice est accouchée depuis moins de six semaines, comme le lait est encore clair, on peut commencer à le donner à l'enfant aussitôt après la naissance. Mais si le lait est plus vieux et bien épais, on recommande généralement de donner à l'enfant du lait étendu d'eau légèrement sucrée, à la cuillère pendant les deux premiers jours, puis seulement le lait de la nourrice avec les mêmes précautions que pour l'allaitement par la mère.

Les très bonnes nourrices sont rares et encore présentent-elles des inconvénients qu'il est bon de connaître. Elevées pour la plupart à la campagne, elles sont habituées à une nourriture peu recherchée, aux rudes travaux ; à peine accouchées, elles se suffisent à elles-mêmes. Lorsqu'elles sont nourrices, sous le prétexte futile de ne pas donner de coliques à l'enfant, elles ne font rien. La mère qui craint pour son enfant n'ose rien dire, et la nourrice est la suprême maîtresse de la maison. Ces craintes de la mère sont exagérées ; qu'elle regarde les femmes qui nourrissent leurs enfants, elles ne prennent pas tant de précautions pour elles et les choses n'en vont que mieux. La nature n'exige pas tant de frais ; d'ailleurs il n'est pas dangereux comme on le croit de changer un enfant de lait ; pourvu qu'il soit bon, le lait nouveau ne nuit pas.

C'est surtout à la campagne qu'il faut choisir les nourrices ; celles qui sont élevées à la ville sont généralement plus faibles et en somme moins convenables. Si l'on fait choix d'une nourrice qui gardera l'enfant chez elle, outre les qualités de la femme il faut connaître celles du mari, le nombre d'enfants qui existent, la salubrité de l'appartement. Il faut convenir que l'on rencontre rarement un ensemble de bonnes conditions, et que, à quelques exceptions près, les enfants mis en nourrice hors de la surveillance de la mère, sont des enfants bien compromis; les tables de mortalité en font foi.

Les enfants des nourrices viennent bien, me dira-t-on! c'est vrai, mais ils sont chez leur mère, et c'est tout dire.

Allaitement par les chèvres.

A la vérité, le lait de chèvre s'éloigne un peu de la composition du lait de femme; il est plus gras, plus lourd à digérer; il renferme un peu plus de matières salines, ce qui ne nuit pas.

On constate que bientôt l'enfant s'y habitue et qu'il tette avec avidité la chèvre qui, du reste, se prête à merveille à ses nouvelles fonctions.

Allaitement par le biberon.

Il est condamné par beaucoup de personnes comme contraire aux lois de la nature qui veut pour l'enfant du lait vivant et non du lait mort et frelaté. En principe, c'est vrai; une femme qui pourrait nourrir son enfant et qui, sans motif, le donnerait à élever au biberon par des personnes étrangères, serait coupable. Pour le tolérer, il faut la nécessité ; à ma connaissance il a rendu plus de services que l'allaitement hors de la famille. Je ne veux pas le réhabiliter, le conseiller même; mais je veux expliquer sa raison d'être, le diriger et le rendre utile dans des circonstances où il est impossible de faire autrement.

Supposons un fait, qui se rencontre souvent : l'enfant naît fort, la mère bien portante croit pouvoir nourrir, elle commence l'allaitement, puis surviennent des crevasses, des abcès ou une fièvre qui empêche de continuer, la mère ne veut pas se séparer de son enfant et des circonstances sociales ne permettent pas de prendre une nourrice. Que faut-il faire ! L'allaitement par le biberon est alors le seul possible ; il demande beaucoup de soins, il ne peut être entrepris que par une personne dévouée ; mais il n'éloigne pas l'enfant de la famille, il ne le confine pas dans une chambre humide, obscure et enfumée comme la plupart des habitations des nourrices à la campagne.

(*Voir pour les détails à l'article* : ALLAITEMENT DE LA DEUXIÈME ÉPOQUE).

DEUXIÈME ÉPOQUE

Commençant à la deuxième semaine de la vie de l'enfant, elle s'étend jusqu'à l'âge de dix-huit mois ou deux ans. Pendant cette longue période, bien des changements se font dans l'organisation et sont les sources d'indications nouvelles, les soins sont multiples ; pour n'en omettre aucun, je traiterai de chacun d'eux dans autant d'articles séparés et le plus brièvement possible.

1° MILIEU DANS LEQUEL DOIT VIVRE L'ENFANT

Air.

L'air des appartements sera maintenu autant que

possible dans un état de pureté, évitant les poussières, la fumée, les odeurs.

Température.

La température pendant l'hiver y sera portée à 14 ou 15 degrés environ.

Le passage sans transition du chaud au froid, ou du froid à une chaleur trop intense amène des troubles vers la respiration.

Lumière.

L'enfant ne sera jamais exposé directement aux rayons du soleil ; mais l'air pur et la lumière devront pénétrer largement dans sa chambre. Les lieux sombres et humides étiolent l'enfant et produisent les scrofules.

Sorties.

L'enfant devra être promené tous les jours et par tous les temps, en ayant soin de le préserver des excès de chaleur ou de froid par les vêtements. Pendant les saisons froides et tant que l'enfant n'a pas atteint l'âge de quatre à cinq mois, les sorties n'auront lieu que de huit heures du matin à six heures du soir, les grandes chaleurs de l'été peuvent seules créer des exceptions. L'enfant sera porté couché aussi longtemps que la faiblesse des muscles du dos ne lui permettra pas de se tenir debout. Il faudra plus tard éviter de le porter toujours sur le même bras, le même membre inférieur comprimé par le bras qui le serre se trouve gêné dans son développement.

Soins de Propreté. — Toilette. — Bains.

Si l'air pur est un des grands éléments de la santé de l'enfant, la propreté doit être considérée comme un de ses plus utiles auxiliaires.

Les fonctions de la peau doivent être surveillées à l'égal des fonctions de la respiration.

J'ai déjà insisté sur la nécessité des lavages complets, des bains, et sur les précautions qui doivent les accompagner. A cet égard je ne ferai plus qu'une observation.

Quelques personnes, pour donner plus d'énergie à l'enfant, croient devoir le traiter un peu plus durement; on prend de l'eau froide au lieu d'eau tiède, on ajoute même du vin ou quelques spiritueux à l'eau des lotions. Cette manière d'agir n'est pas utile, elle n'est même pas sans danger; les rhumes et les diarrhées en sont souvent la conséquence.

Pendant la première année, les bains et les lavages doivent être faits à l'eau tiède. Chaque fois que l'on déshabille l'enfant, on doit le laisser s'ébattre pendant quelque temps avant de le renfermer dans ses langes, en évitant de le refroidir. Quand l'enfant a trois ou quatre mois, on doit chercher à le rendre propre, en le déshabituant de faire ses excrétions dans ses langes. Il est bon de le placer sur un pot de chambre à plusieurs reprises, quand on suppose qu'approche le besoin d'uriner ou de faire une garde-robe.

On croit encore quelquefois rendre service à l'enfant, en enduisant la poitrine et le ventre d'huile ou de graisse pour faire passer un rhume ou des coliques. Cette pratique gêne les fonctions de la peau,

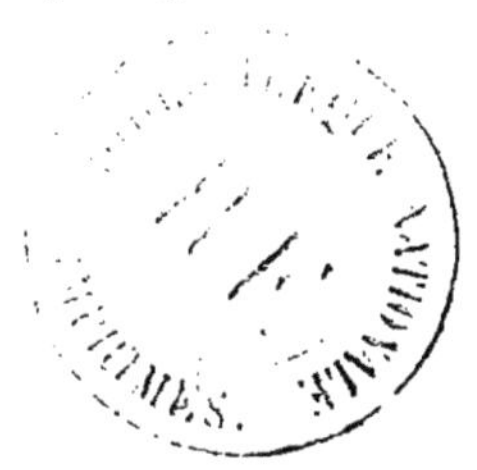

elle est plus nuisible qu'utile. Une feuille de coton chauffée est bien préférable. Le cordon ombilical se détache à la fin de la première semaine, il laisse une petite plaie qui, d'ordinaire, se cicatrise rapidement et n'exige aucun soin que l'application d'une compresse graissée et de lotions d'eau tiède. Mais quelquefois la plaie se complique d'un érysipèle qui offre toujours de la gravité.

La tête de l'enfant se couvre souvent d'un enduit léger qui n'offre aucun inconvénient, et qui peut être enlevé en frottant la tête avec un peu d'huile, ensuite la petite croûte se détache en brossant légèrement. Mais si la tête se couvre d'une couche épaisse et souvent accompagnée de vermine, on doit la détruire. On y parvient en savonnant la tête et en l'essuyant ensuite avec un linge fin. Cette pratique conserve les cheveux et ne nuit pas à la vue.

Vêtements.

J'ai déjà indiqué les objets qui composent les vêtements de l'enfant dans la première semaine; ils doivent être à peu près du même genre pendant les trois ou quatre premiers mois de la vie. Plus tard, et à mesure de la croissance, de nouvelles pièces sont ajoutées, tandis que l'on en supprime qui sont devenues trop petites ou inutiles. La mode et le goût des mères se passeront toujours des avis du médecin; cependant il y a des conseils généraux dont on ne devrait pas s'écarter.

La tête de l'enfant ne doit jamais être enveloppée que d'une coiffe et d'un bonnet, et pour les sorties, d'un petit chapeau d'étoffe très légère, surmonté d'un voile, qui empêche l'action du vent, de la poussière et des rayons du soleil. Quand l'enfant essaie de marcher, la coiffure la plus recommandable est un petit bourrelet en baleines flexibles, qui en frappant le sol, diminue l'influence du choc sur les organes qu'il protège ; après le bourrelet viennent les chapeaux de paille ou de tissu souple, qui ne doivent jamais comprimer la tête.

Les vêtements doivent être faits d'étoffes fines, souples, moelleuses ; ils seront suffisamment larges pour ne comprimer ni la poitrine, ni le ventre, et pour permettre aux membres l'accomplissement de leurs mouvements si actifs et si multipliés. Les bras et les jambes ne devront être entourés d'aucun lien, les souliers, en tissu ou en cuir très souple, seront assez longs et assez larges pour ne gêner les pieds en aucun sens.

Les vêtements varieront suivant les saisons ; on devra éviter l'excès de chaleur avec autant de soins que l'excès de froid.

Aussitôt que l'enfant sera assez fort pour se tenir seul, quand il aura atteint quatre ou cinq mois, on le débarrassera dans la journée du maillot, qui n'a plus d'utilité que pour conserver la chaleur pendant la nuit.

2º ALIMENTATION.

Allaitement naturel.

J'ai déjà parlé des difficultés que la mère peut rencontrer au début de l'allaitement ; elles vont souvent au-delà de la première semaine, c'est un retard ; mais si l'enfant n'en souffre pas, il faut insister.

Si ces difficultés ne se présentent pas, ou quand elles sont passées, l'allaitement se fait facilement ; il ne s'agit plus que de le régler.

Tant que dure la période des couches (six semaines environ), le lait est peu nourrissant ; il est d'un blanc bleuâtre, aqueux, et coule facilement. L'enfant tettera de deux heures en deux heures, ou après trois heures ; cela n'a rien d'absolu. Mais plus tard, le lait se charge de principes plus nutritifs ; il est blanc, épais ne s'écoule plus, et il met plus de temps à digérer. L'enfant ne doit, en général, pas boire plus de deux fois de dix heures du soir à cinq heures du matin, il faut qu'il dorme et la mère a aussi besoin de sommeil. On doit le coucher dans son lit, même s'il est éveillé ; l'irrégularité dans les heures des repas et des couchers est une source d'ennuis pour la mère et de souffrances pour l'enfant.

L'enfant ne devra jamais être endormi sur les genoux, promené ou bercé pour le faire dormir. S'il crie quand il devrait dormir, c'est que quelque chose le gêne, ou bien il souffre, ou bien il y a de la méchanceté ; quand on s'est assuré que rien ne lui manque, en le déshabillant s'il le faut, on doit le laisser pleurer ; sa petite mémoire qui se forme en prend note et il ne recommencera plus.

Quand l'enfant avance en âge ses besoins deviennent plus considérables ; jusqu'à neuf ou dix mois une nourrice doit avoir suffisamment de lait pour son enfant ; mais une mère a droit à quelques égards qui d'ailleurs ne le compromettent pas. Quand son lait ne sera plus assez abondant, elle y suppléera par du lait de vache, non bouilli, tiède et très légèrement sucré : je crois avoir beaucoup gagné sur l'esprit des mères quand j'obtiens qu'elles ne donnent pas d'aliments solides avant l'âge de huit à dix mois, époque à laquelle on sèvre habituellement l'enfant. Les enfants élevés avec un bon lait le digèrent tellement bien qu'il y a souvent un peu de constipation ; les mères s'en préoccupent et donnent avant l'époque des aliments solides, qui moins bien digérés procurent des selles, quelquefois trop abondantes. C'est une mauvaise pratique ; s'il y a constipation, des lavements huileux y remédient facilement, et ne compromettent pas la santé de l'enfant.

Vers le dixième mois, on compte généralement quatre dents incisives à la mâchoire supérieure et deux à l'inférieure ; pendant l'évolution des dents quelques accidents se manifestent ; ce sont de la diarrhée, des vomissements, de la toux, de la fièvre, quelquefois des convulsions ; il est à remarquer que les enfants nourris au lait en triomphent bien plus souvent que ceux qui reçoivent une nourriture solide.

Sevrage.

Après l'évolution des six premières dents, il se fait un temps d'arrêt qui dure quelquefois cinq ou six mois ; c'est le moment à choisir pour le sevrage. On conseille généralement de le faire lentement ; on diminue le lait de la mère ; elle ne donne plus à tetter que la nuit, on augmente les semoules au lait et le lait de vache, puis on cesse tout à fait l'allaitement. J'ai vu souvent, chez des enfants forts, l'allaitement naturel subitement remplacé par du lait de vache donné pendant quinze jours ou un mois; il ne se produisait aucun trouble.

Il faut surveiller le sevrage; si l'enfant a de la diarrhée, s'il maigrit, il ne faut pas hésiter, le sevrage a été commencé trop tôt, il faut recourir de nouveau à une bonne nourrice.

Pendant ce temps, de quinze à dix-huit mois, les deux incisives du bas se montrent, puis les petites molaires; on peut donner les bouillies, les panades mélangées d'œufs brouillés et du lait, dans l'intervalle des trois principaux repas.

Les aliments gras ne devraient jamais être donnés aux enfants qui n'ont pas toutes leurs dents : on ne devrait même pas essayer, car la saveur de ces derniers aliments est plus agréable et souvent détourne les enfants du lait.

Après dix-huit mois, les dents canines poussent, l'enfant est apte à digérer les corps gras, les substances végétales et animales qui servent à la nourriture de l'homme; encore cela ne doit-il se faire que graduellement. On peut commencer l'usage du vin sucré trempé d'eau, quelques médecins ne voient pas d'inconvénient à le donner ainsi à la fin de la première année.

Cependant pour être vrai, on peut dire qu'un régime mixte, c'est-à-dire une fois seulement par jour du bouillon, ne nuit pas toujours. Certains enfants n'en souffrent nullement.

Ce n'est pas d'ailleurs dans le moment même où l'on supprime le lait que les effets désastreux des aliments gras se font sentir; c'est six mois, un an après

que l'on voit survenir le carreau, le rachitisme; que
de regrets alors n'éprouve-t-on pas ! Il arrive quelquefois que des enfants ont le lait en aversion; c'est
par des essais divers, des tâtonnements, qu'on finit
par revenir au lait, mais on y revient toujours quand
on veut s'en donner la peine.

J'ai vu des enfants tomber dans le rachitisme pour
avoir abandonné le lait trop tôt, et se relever par un
nouveau régime lacté continué pendant plus d'un an.

Allaitement artificiel.

J'ai dit ce que j'en pensais relativement à l'allaitement par la mère ou une bonne nourrice. Je ne le
conseille pas, je l'accepte quand il est impossible de
faire autrement. Voici les règles que je lui impose.

Au début on se procurera de bon lait, autant que
possible de la même vache, on le mélangera d'une
quantité égale d'eau pure tiède et très légèrement sucrée. On donnera le biberon de deux en deux heures
ou de trois en trois heures, selon les besoins, en ayant
soin cependant d'éloigner les repas pendant la nuit,
pour respecter le sommeil de l'enfant.

Quand l'enfant aura pris quelque développement,
vers deux mois, on diminue la quantité d'eau, quelques personnes ajoutent de l'eau panée; puis à trois
mois on le donne pur, mais toujours à une température douce; jamais le lait ne sera donné froid.

Si pendant cette première période l'enfant grossit
convenablement on continue le même régime, et on
agit pour le reste comme dans l'allaitement naturel.

Mais si l'enfant nourri par le biberon vomit le lait,

ou est souvent pris de diarrhée, s'il s'affaiblit, on ne doit pas continuer, et sous peine de le voir périr, on doit à tout prix le donner à une nourrice.

Pour réussir un allaitement artificiel, il faut prendre de minutieuses précautions, nécessitées par la difficulté de se procurer du lait pur et sain. Le lait doit provenir d'une vache bien portante et allant au pâturage ; on sait combien la tuberculose est fréquente chez celles qui sont maintenues constamment à l'étable ; le lait des vaches nourries de drèches est ordinairement très mal supporté par l'enfant.

Le lait doit toujours être bouilli ; un vase quelconque ne peut être employé. Le mieux est de diviser le lait que doit prendre l'enfant dans les 24 heures, en un certain nombre de petites bouteilles de 120 grammes chacune, on dispose le tout dans un bain-marie en laissant les bouteilles débouchées et on fait bouillir pendant 20 minutes au moins, puis on ferme chaque bouteille avec un bouchon ou une rondelle de caoutchouc qui obture hermétiquement par le refroidissement. Après cette opération préliminaire, pour chaque biberon à donner à l'enfant, on adapte à la bouteille, après l'avoir débouchée, un bout de biberon en caoutchouc et on réchauffe le lait au bain-marie. Si on veut ajouter de l'eau, c'est de l'eau bouillie qu'il faut également employer. On trouve dans toutes les pharmacies de petits appareils disposés pour cet usage, mais on peut facilement les confectionner soi-même.

Le biberon doit être ensuite lavé à grande eau ; le meilleur bout est celui de caoutchouc ; jamais on ne doit employer le biberon muni d'un long tube, la bouteille devant toujours être tenue à la main par la personne qui donne à boire à l'enfant.

L'allaitement par les chèvres est difficile dans les grandes villes, mais quand on peut le faire, il est préférable à l'allaitement par le biberon.

Mouvements.

Dès sa naissance l'enfant a besoin de remuer ; j'ai déjà dit en parlant du maillot que chaque fois qu'on le défait on doit laisser le petit être s'ébattre en évitant de le refroidir. Quand il a atteint l'âge de huit mois environ, il se sent assez de force pour se trainer sur un tapis ; on l'y place avec quelques jouets inoffensifs, dépourvus de peinture. On évitera de mettre à sa disposition de petits objets qu'il peut avaler ou introduire dans le nez ou dans les oreilles. Un peu plus tard il essaie de se lever après les meubles, on le surveille ; mais on ne doit pas le forcer à se tenir sur les jambes, le maintenir debout ou l'exciter à marcher. On le rend contrefait en voulant le rendre précoce. Les lisières dont on entoure la poitrine, les charriots créés pour faciliter la marche, estropient les enfants ou les rendent maladroits. La patience en fait d'éducation est la plus grande vertu ; pour vouloir aller trop vite, on recule.

Quand l'enfant marche, il ne faut jamais le maintenir par le bras ; s'il fait un faut pas, il vaut mieux le laisser tomber (*il ne se fera jamais de mal*) que de lui luxer le poignet, le coude ou l'épaule, ce qui se rencontre si souvent. On provoque pour le moins des tiraillements douloureux.

3° SOINS A DONNER AUX SENS EXTERNES

Les enfants ont les organes des sens d'une délicatesse très fine et tout instinctive ; ils ne se rendent pas compte des impressions, mais ils les reçoivent vivement. Il faut donc en général éviter une action trop intense des agents naturels sur les organes.

Vue.

C'est ainsi qu'une lumière trop vive occasionne quelquefois de la douleur, de la fièvre, des convulsions. On a attribué le strabisme latéral à la position oblique, relativement à la lumière, de l'enfant dans son berceau.

Ouïe.

Les bruits trop intenses causent de la frayeur, de l'agitation, de la fièvre, des convulsions. Les oreilles et le conduit auditif deviennent souvent dans la première enfance le siège d'éruptions ou de suintements légers qui exigent de grands soins de propreté, des lavages, quelquefois des injections tièdes d'eau de guimauve ou de lait.

Odorat.

Les odeurs peuvent produire les mêmes inconvénients, on doit les éloigner des objets de la toilette.

Goût.

Il est très important de ne faire goûter à l'enfant

que ce qui doit composer sa nourriture habituelle. Tant que son âge le force à ne prendre que du lait, il faut ne pas lui faire connaître des aliments plus sapides; il les rejette d'abord, puis s'y habitue et repousse ensuite sa nourriture principale, le lait. A l'époque de la dentition on a l'habitude de donner aux enfants des corps durs (hochets en corail et en verre, racine de guimauve, etc.), qu'ils mâchonnent; on croit faciliter la sortie des dents, on se trompe, on contusionne les gencives et on fait souffrir l'enfant.

On conseille, pour remplacer ces objets, des morceaux de pâte molle de guimauve ou une croûte de pain, en surveillant toutefois si l'enfant n'en avale pas quelques débris.

Toucher.

La délicatesse et la sensibilité de la peau recommandent de grands ménagements relativement aux variations de température et surtout de grands soins de propreté. On voit souvent pendant le travail de la dentition diverses éruptions se développer sur la peau, au cuir chevelu, à la face, aux oreilles, quelquefois sur plusieurs autres parties du corps. Ces éruptions, presque toujours précédées de fièvre, n'exigent que des lotions adoucissantes, des onctions avec un corps gras, de l'huile ou du saindoux, quelques grands bains.

Sommeil.

Les premières semaines de la vie de l'enfant ne devraient guère être qu'un sommeil interrompu par les moments destinés à l'allaitement. Boire, dormir et se promener sont les besoins les plus impérieux et d'ailleurs les plus utiles à cet âge. Vers le troisième mois l'enfant dort moins, cependant il faut lui conserver pendant la première année un sommeil de deux ou trois heures dans le milieu de la journée. A quinze ou dix-huit mois, l'enfant n'a plus besoin de sommeil que pendant la nuit, mais il faut qu'elle soit complète. On doit le coucher tous les soirs à la même heure, après son dernier repas, en ayant bien soin de ne pas le faire jouer ou l'exciter avant de le mettre au lit; car alors il s'endort difficilement et le sommeil est agité.

4º ÉDUCATION INTELLECTUELLE

Dès sa naissance, l'enfant exige autant de soins pour son développement intellectuel que pour son organisation physique. Ces soins méritent toute la surveillance de la mère et toute son attention, car le nouveau-né n'a qu'une manière de se faire entendre, c'est le *cri*. Il crie d'abord par *nécessité,* pour indiquer qu'il a faim ou soif, ou qu'il vient d'accomplir un besoin naturel, pour faire connaître une douleur, un malaise, une piqûre, une colique, etc., pour se lever, pour sortir, etc.

Il crie ensuite par *malice,* quand il veut ce qu'on lui refuse ou ce qu'on ne peut lui donner. L'enfant a une mémoire merveilleuse, un entêtement non moins prodigieux et un sentiment profond d'égoïsme; ce qu'il a fait une fois, si cela lui plaît, il voudra le recommencer. Il ne faut donc lui faire faire que ce que l'on veut ou que ce que l'on sait pouvoir lui être bon.

Il ne faut jamais lui accorder un objet qu'on lui aura refusé, autrement il criera jusqu'à ce que son désir soit satisfait. Une mère attentive distinguera bientôt les cris du besoin des cris de malice; elle satisfera les premiers et négligera les seconds, ou bien elle deviendra l'esclave de son enfant.

L'enfant se crée facilement des habitudes, il faut les choisir bonnes et surveiller les mauvaises qui ne deviennent quelquefois telles que par négligence ou inintelligence des personnes auxquelles il est confié.

On rend un enfant gourmand en lui refusant sa nourriture nécessaire; menteur, dissimulé, en ne lui disant pas la vérité qu'il découvre quelquefois lui-même, ou en le grondant mal à propos. La justice, la douceur et la fermeté sont trois qualités indispensables pour bien élever un enfant.

L'enfant doit toujours être entouré d'une tendre sollicitude qui veille sur ses moindres besoins; mais il ne faut cependant pas d'exagération. S'il est vrai que l'intelligence est tardive chez les enfants dont on s'occupe peu, il n'est pas moins vrai que trop d'excitation les fatigue, les agite et trouble leur repos et quelquefois leur digestion. L'enfant ne doit servir de jouet à personne, pas même à sa mère.

5º CAUSES DE MALADIES

Après avoir instruit la mère des soins à donner à l'enfant, il me semble utile de présenter, comme complément, les causes appréciables des maladies du jeune âge, en regard des affections qui peuvent en être la conséquence.

Un grand nombre de maladies de l'enfance est dû à l'inexécution des préceptes de l'hygiène dont on ignore l'heureuse influence.

Le froid. Les transitions brusques de la chaleur souvent exagérée des appartements au froid vif de la rue, les courants d'air froid produisent des inflammations des voies respiratoires, le *corysa*, des *rhumes*, des *angines*, des *fluxions de poitrine;* des *troubles* dans les fonctions digestives, des *coliques*, de la *diarrhée*, l'*ictère*, exagération de la légère teinte jaune que présente l'enfant dans les premiers jours de sa naissance; l'endurcissement du tissu cellulaire ou *sclérème;* enfin des *ophtalmies* quelquefois fort graves.

L'encombrement ou la réunion de plusieurs personnes dans un logement trop étroit, souvent enfumé, humide, où l'air se renouvelle difficilement, prédispose à l'*affaiblissement général*, aux *diarrhées*, aux *affections scrofuleuses*, au *rachitisme*, à la *tuberculisation*, au *scorbut*.

L'alimentation, lorsqu'elle n'est pas faite dans les conditions indiquées précédemment, lorsque sous prétexte de fortifier les enfants, elle est exagérée, amène le *muguet*, développement de petites taches blanches arrondies sur la surface de la langue, de la bouche, de l'estomac, etc., les *diarrhées*, le *carreau*, la *tuberculation générale*, le *rachitisme*, les *convulsions* qui accompagnent ces affections.

Le sevrage pratiqué trop tôt et surtout mal compris, peut entraîner la production des mêmes altérations.

D'autres maladies sont la suite de causes souvent inévitables : la *contagion* des diverses affections, telles que la *rougeole*, la *scarlatine*, les *varicelles*, la *coqueluche*. Les modifications que le développement de l'enfant amène dans son organisation, relatives à la *croissance* ou à la formation d'organes nouveaux (*dentition*), sont aussi des causes puissantes de maladies quelquefois légères : certaines *éruptions cutanées*, des *fièvres éphémères*, des *rhumes* quelquefois graves, des *fluxions de poitrine*, des *convulsions*, des *diarrhées* interminables qui affaiblissent l'enfant et sont le prélude des affections générales déjà indiquées. Il est à remarquer d'ailleurs que, à de très rares exceptions près, les enfants élevés convenablement supportent plus facilement ces maladies que ceux qui sont déjà affaiblis par une mauvaise direction, et que souvent les premières indispositions, légères en apparence, aboutissent plus tard à des désordres graves.

Enfin on ne doit pas ignorer que l'enfant peut apporter en naissant des altérations développées dans le sein de sa mère, et qu'il hérite quelquefois des maladies de ses parents; c'est encore l'hygiène qui, dans ces circonstances, peut y porter les plus puissants remèdes.

Je ne veux pas terminer ce travail sans prévoir une objection. Bien des mères diront qu'il est impossible de faire tout ce que je recommande, que tout leur temps ne suffirait pas à l'éducation d'un enfant comme je l'indique. Voici ma réponse : J'ai dû faire une règle générale, celle que je crois la meilleure à suivre. Les personnes intelligentes qui liront ces pages s'en serviront comme d'un guide, laissant de côté ce qu'elles croiront superflu; elles reconnaîtront, sans peine, les conseils indispensables, les conditions sans lesquelles la santé des enfants est le plus ordinairement compromise.

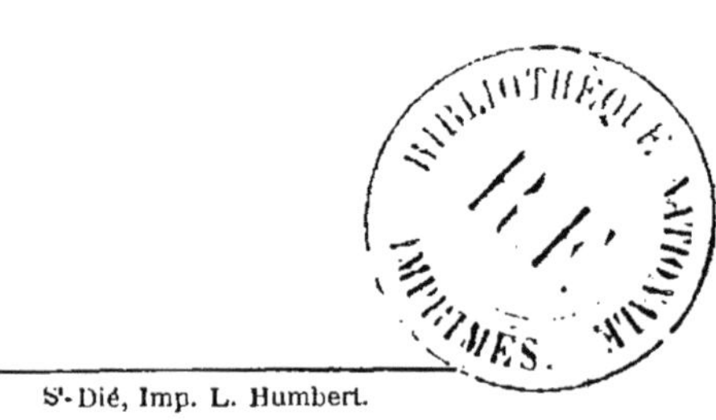

www.ingramcontent.com/pod-product-compliance
Ingram Content Group UK Ltd.
Pitfield, Milton Keynes, MK11 3LW, UK
UKHW020100100726
13658UKWH00004B/1871